conhecer & enfrentar

A COLUNA

CB077850

conhecer & enfrentar

A COLUNA

João Batista de Miranda
João Francisco Marques Neto

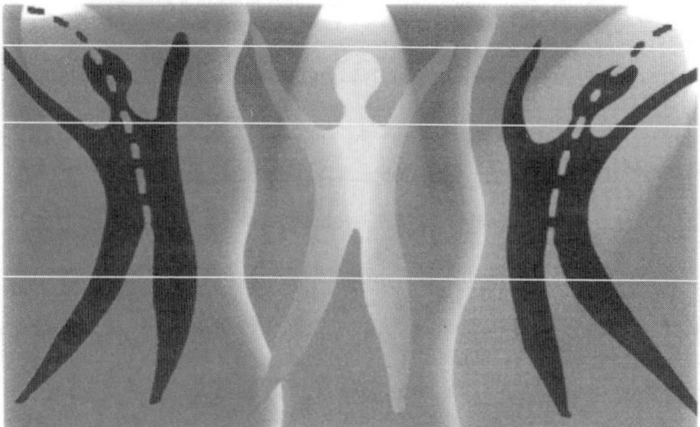

EDITORA CONTEXTO

Copyright © 1998 João Batista de Miranda e
João Francisco Marques Neto

Coleção
Conhecer & Enfrentar

Coordenadores
Dr. Paulo Palma
Dr. Carlos Domene

Preparação
Rose Zuanetti

Projeto gráfico
Tania Ferreira de Abreu

Diagramação
Niulze Aparecida Rosa

Ilustração de capa
Mônica Arghinenti

Revisão
Max Altman
Regina Machado

Dados Internacionais de Catalogação na Publicação (CIP)
(Câmara Brasileira do Livro, SP, Brasil)

Miranda, João Batista de.
A coluna / João Batista de Miranda, João Francisco Marques Neto. 2. ed. – São Paulo: Contexto, 2000. – (Conhecer & Enfrentar).

ISBN 85-7244-087-9

1. Coluna vertebral. 2. Coluna vertebral – Doenças. 3. Coluna vertebral – Doenças – Tratamento I. Marques Neto, João Francisco. II. Título. III. Série.

CDD-616.73
98-0137 NLM-WE 725

Índices para catálogo sistemático:
1. Coluna vertebral: Doenças: Medicina 616.73

Proibida a reprodução total ou parcial.
Os infratores serão processados na forma da lei.

2000

Todos os direitos desta edição reservados à
EDITORA CONTEXTO (Editora Pinsky Ltda.)
Diretor editorial *Jaime Pinsky*
Rua Acopiara, 199 – Alto da Lapa
05083-110 – São Paulo – SP
PABX/FAX: (11) 3832 5838
contexto@editoracontexto.com.br
www.editoracontexto.com.br

SUMÁRIO

INTRODUÇÃO

Com a evolução das espécies, o gênero humano foi o único que assumiu a postura sobre os dois pés, adotando a posição ereta. Esse posicionamento acarretou sobrecarga na coluna vertebral e fez com que a função da mesma se tornasse complexa e mais sujeita a disfunções e a doenças.

Ao longo do desenvolvimento das sociedades, o homem tornou essa situação ainda mais crítica, em função do sedentarismo a que veio e vem se submetendo. A postura do homem no trabalho, por exemplo, sobrecarregou a coluna deixando-a mais suscetível a doenças por esforços, denominadas doenças profissionais ou ocupacionais. Estudos sobre mecânica e fisiologia da coluna mostram que a posição sentada é a que provoca maior *stress* no disco intervertebral da região lombar e que inúmeras atividades profissionais forçam em demasia a coluna, causando uma sobrecarga que pode se acentuar se essas atividades não forem realizadas com a postura correta. A verdade é que, sem estar preparadas para adquirir certos hábitos e desempenhar determinadas funções, as pessoas vêm usando a coluna de forma inadequada.

O fator emocional deve também ser considerado. Grande parte das pessoas que se queixa de dor nas costas sente piorar o quadro doloroso, notadamente no segmento cervical, quando problemas emocionais estão presentes. Observa-se inclusive um número cada vez maior de crianças saudáveis que vêm à consulta reclamando de dor nas costas. Na quase totalidade dos casos, estas crianças convivem com familiares que sofrem de dores crônicas e, é claro, acabam por assimilar e repetir o padrão de comportamento do ambiente familiar.

Hoje em dia as dores, agudas ou crônicas, na região lombar e em outros segmentos da coluna vertebral estão entre as de maior incidência. Elas decorrem, geralmente, de inflamações dos músculos, ligamentos, articulações e nervos da coluna.

Para facilitar a compreensão do que ocorre com a coluna, apresentamos alguns aspectos da anatomia e das principais doenças ortopédicas e reumáticas que a acometem. Consideramos ainda os mitos que foram sendo criados com o tempo, esclarecendo as verdades que há por trás deles.

ANATOMIA DA COLUNA

A coluna é constituída por vértebras, discos intervertebrais, músculos e ligamentos, abrigando no seu interior a medula, os vasos sangüíneos e os nervos. As vértebras têm funções extremamente importantes na estrutura, movimentos e proteção da medula e dos nervos. Estes têm a função de transmitir os estímulos nervosos que saem e chegam ao cérebro.

A parte óssea é formada por 33 vértebras, divididas em cinco segmentos. O primeiro, na região do pescoço, é o segmento cervical; o segundo, junto ao tórax, o segmento dorsal; e abaixo deste fica o segmento lombar, popularmente conhecido como "cadeiras". Estes três segmentos são os que despertam maior interesse, por se relacionarem mais freqüentemente às doenças da coluna. Abaixo deles, já na bacia, estão o segmento do sacro e o do cóccix (*fig. 1*).

As vértebras de um mesmo segmento têm aspecto semelhante. As diferenças surgem entre si de um segmento para outro. O disco intervertebral constitui-se de tecido especial semi-elástico, fibrocartilaginoso (como uma cartilagem). Sua parte externa é mais resistente, for-

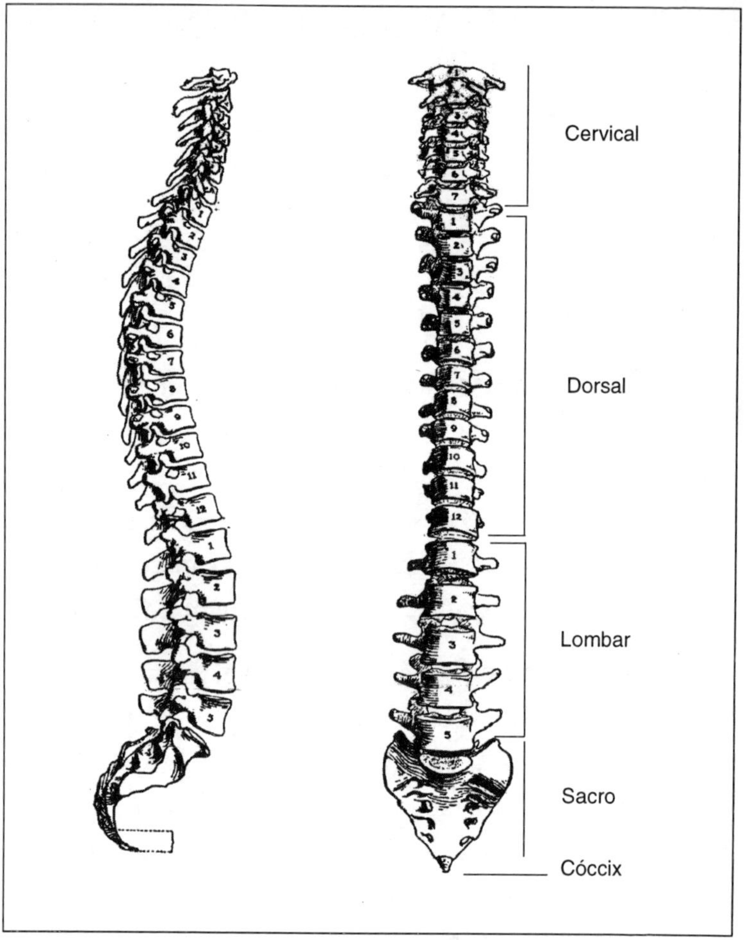

Figura 1: Anatomia da coluna vertebral

mada por uma rede de fibras, criando uma espécie de anel fibroso. A parte central, chamada de núcleo pulposo (menos resistente), é constituída de tecido especial, semelhante a uma gelatina espessa, e sua protrusão para dentro do canal medular forma a hérnia de disco. Para que essa condição ocorra, o anel fibroso do disco, na parte externa, deve apresentar lesões (como rachaduras) para permitir a exteriorização do núcleo fibroso. Usualmente essas lesões do anel fibroso estão relacionadas a um processo degenerativo.

Os discos intervertebrais situam-se entre duas vértebras, e suas principais funções são: servir de amortecedor, absorvendo a maior parte das forças de carga transmitida através da coluna, e dar flexibilidade ao segmento vertebral anterior, pois se esta região fosse formada apenas por ossos, não seria móvel.

Os discos do segmento lombar são os sujeitos a maior *stress*, por isso desgastam-se mais precoce e freqüentemente. Tal desgaste, associado a outras alterações que aí ocorrem, algumas ainda desconhecidas, é acompanhado de processos inflamatórios responsáveis pela dor.

A unidade funcional ou motora da coluna vertebral constitui-se de duas vértebras, uma sobre a outra, que se articulam na sua parte posterior por meio das articulações posteriores dos corpos vertebrais, chamadas interapofisárias posteriores. Entre elas há o disco intervertebral funcionando como protetor e amortecedor. Os outros elementos que constituem este complexo da coluna são os vasos, nervos ou medula, presentes no canal vertebral e nos foramens (cavidades) intervertebrais. Ligamentos e músculos também fazem parte dessa unidade.

Os grupos musculares situam-se na parte posterior, e os ligamentos dispõem-se ao longo da coluna, na região anterior e posterior. Desempenham funções importantes e complexas; são eles que promovem a movimentação da coluna e auxiliam na sua estabilidade. A perda desta estabilidade está usualmente ligada a quadros dolorosos.

A coluna com os cinco segmentos unidos não é uma estrutura reta. Na posição ereta apresenta três curvas fisiológicas, em perfeito equilíbrio, que se alteram de acordo com os movimentos realizados, o que permite o desempenho de parte das funções desejadas. A primeira curva, a lordose cervical, é uma curva com a concavidade voltada para trás; a segunda, a cifose dorsal, tem concavidade voltada para a frente; a terceira, a lordose lombar, tem concavidade também voltada para trás. O perfil dessas três curvas, em posição ereta, compõe a postura do indivíduo, mas é necessário que se mantenha dentro de determinados padrões para que suas atribuições sejam cumpridas sem que o indivíduo apresente dores, se canse ou se esforce. O normal é que a pessoa no dia-a-dia nem mesmo perceba sua coluna.

PRINCIPAIS DOENÇAS DA COLUNA

Para que se entenda mais facilmente os problemas da coluna, serão apresentadas, sumariamente, algumas das doenças mais freqüentes e mais importantes que a acometem. Para facilitar sua compreensão, serão divididas de acordo com os principais mecanismos ou causas de desenvolvimento, a saber: doenças degenerativas, inflamatórias, infecciosas, metabólicas, neoplásicas, funcionais e as advindas de condições de postura.

Doenças degenerativas

Neste grupo, destacam-se as doenças nas quais ocorre desgaste ou degeneração do disco intervertebral e das articulações entre as vértebras. Tal processo degenerativo está ligado ao *stress* sofrido pela coluna e a caracteres próprios de cada indivíduo. Entretanto, sua causa mais comum é a osteoartrite ou espondiloartrose, doença articular degenerativa de grande prevalência na população em geral.

Por volta dos 30 anos de idade os discos intervertebrais começam a sofrer mudanças bioquímicas, que resultam em perda de sua elasticidade. Com a aplicação de diferentes forças (compressão, torção e cisalhamento), atuando de forma desigual sobre os discos, podem ocorrer fissuras na sua parte externa (no anel fibroso), o que leva ao enfraquecimento progressivo desta região. Essa condição é chamada de discopatia vertebral e, dependendo da intensidade, pode levar a várias condições patológicas da coluna, destacando-se as hérnias de disco.

O desgaste do disco intervertebral e o *stress* mecânico repetitivo sobre as vértebras funcionam como estímulos para o tecido ósseo, que responde a eles formando espículas ósseas nos bordos das vértebras. Estas espículas são os osteófitos, popularmente conhecidos como "bicos-de-papagaio". Dependendo do local em que o "bico de papagaio" se situa, de sua extensão e da anatomia da coluna, ele pode comprimir uma raiz nervosa, produzindo inflamação local e dor. Quando não há pressão de uma estrutura nervosa, não ocorre dor.

Quando a degeneração ocorre nas articulações entre as duas vértebras, configura-se a osteoartrite ou espondiloartrose. Além do quadro doloroso por irritação das terminações nervosas aí existentes, pode ocorrer instabilidade dos corpos vertebrais. Nessas condições, a dor pode ser localizada ou irradiada para a região posterior das coxas.

A instabilidade articular pode levar ainda ao deslizamento de um corpo vertebral sobre outro. Os corpos vertebrais que estavam alinhados perdem, parcial ou totalmente, esse alinhamento, o que é conhecido como espondilolistese. Freqüentemente, a espondilolistese, ou escorregamento vertebral, está associada a quadros dolorosos por compressões de raízes nervosas, cuja intensidade depende do escorregamento e do nível da compressão.

A dor lombar causada pela osteoartrite de coluna, pela hérnia de disco e pela espondilolistese é provocada por uma inflamação local, por compressão de raízes nervosas ou por estiramento de ligamentos.

O tratamento dos quadros dolorosos descritos envolve medidas gerais e específicas. Dentre as gerais, destaca-se o repouso ou a diminuição das atividades físicas, o que leva à diminuição das forças de carga aplicadas sobre a coluna. O repouso pode ser absoluto ou relativo; o absoluto requer a permanência no leito, e o relativo exige restrição de atividades de trabalho, podendo o paciente caminhar e se locomover normalmente.

Dentre as medidas específicas, destacam-se o uso de medicações analgésicas, antiinflamatórias e miorrelaxantes, fisioterapia e, quando necessário, a cirurgia.

Na fase aguda, além do repouso, o uso de antiinflamatórios e de analgésicos são os principais recursos terapêuticos. Na fase crônica, com a atenuação da dor, além dos medicamentos, recomendam-se fisioterapia e reabilitação funcional dos pacientes.

Quando as hérnias de disco levam à compressão duradoura das raízes nervosas, torna-se, com freqüência, necessária a intervenção cirúrgica, com a finalidade de remover a hérnia. O mesmo pode ocorrer com a espondilolistese.

Doenças inflamatórias

Neste grupo de doenças, é o processo inflamatório que leva ao quadro doloroso. As doenças agudas geralmente estão relacionadas a traumatismos incidentes sobre as diferentes estruturas da coluna vertebral: músculos, ligamentos, tendões, estruturas vertebrais e até raízes nervosas. Nas doenças crônicas a origem do processo inflamatório é usualmente desconhecido, e elas representam o principal tipo de reumatismo que acomete a coluna.

Espondilites

As principais doenças inflamatórias são as espondilites, enfermidades em que a inflamação acomete os ligamentos, as vértebras e outras estruturas paravertebrais. A dor é o sintoma predominante, caracterizado como de ritmo inflamatório porque manifesta-se em pacientes durante a noite e no período da manhã, quando se levantam. Após uma ou duas horas de movimento, a dor melhora. As espondilites têm predisposição genética e, ocasionalmente, observa-se mais de uma pessoa da mesma família com esses problemas.

A dor causada pelas espondilites é decorrente de uma complexa rede de fatores, que envolvem a predisposição genética, alterações na resposta imunológica, além de deformidades ósseas e alterações neurológicas. O tratamento desses casos é complexo, devendo ser programado a longo prazo, levando em conta condições individuais e as peculiaridades de cada uma das enfermidades do grupo. Desde que não haja deformidades ósseas, as bases gerais do tratamento se relacionam a repouso nas fases mais dolorosas, uso de analgésicos, antiinflamatórios e relaxantes musculares. Usualmente estes medicamentos são usados por longos períodos e associados a medidas específicas, determinadas em cada situação.

É importante que com a atenuação da dor os pacientes sejam encaminhados a programas de atividades físicas, igualmente duradouras, baseadas em exercícios de extensão, alongamento e fortalecimento muscular. Eventualmente as deformidades da coluna e o acometimento articular incapacitante exigem a execução de cirurgias ortopédicas reparadoras ou até mesmo a utilização de próteses articulares.

Espondilite anquilosante

É a doença mais representativa deste grupo. É considerada o modelo de doença inflamatória da coluna vertebral. Ocorre principalmente em homens entre 20 e 40 anos de idade. Há uma predisposição genética no seu desenvolvimento e possui caráter evolutivo crônico. Acomete de 0,5 a 1,0% da população branca, e é rara na raça negra. O quadro clínico é variável. A dor pode ser de moderada a intensa e, com a evolução do processo inflamatório, ocorre enrijecimento da coluna. Usualmente esse enrijecimento leva a alterações de postura, e 30% dos pacientes desenvolvem deformidades de postura graves, apresentando incapacidade física acentuada: perdem a postura normal, as curvas fisiológicas desaparecem e são substituídas pela flexão de toda a coluna. É comum os pacientes apresentarem comprometimento de outras articulações, notadamente dos quadris, e com certa freqüência ocorre a destruição da articulação, o que aumenta a incapacidade física do doente.

Artrite psoriásica, síndrome de Reiter e enterocolopatias

Estas doenças acometem a coluna com menor freqüência e, na maioria das vezes, limitam-se à coluna lombar e no nível das articulações da bacia, chamadas sacroilíacas. Apenas em fases bem tardias, e na minoria dos pacientes, os níveis superiores da coluna se mostram comprometidos.

Doenças infecciosas

As doenças infecciosas podem causar dor intensa e importantes alterações ósseas na coluna vertebral. O quadro clínico depende do agente etiológico. Quando a causa é bacteriana, a apresentação e a evolução do processo são rápidas. Em poucas horas ou dias o paciente apresenta febre alta, mal-estar, indisposição, falta de apetite e dores intensas; é comum que ele fique com a coluna rígida em razão da inflamação e da destruição vertebral. Nas infecções por fungos ou microbactérias, como a da tuberculose, a instalação e a evolução do processo são lentas. No início não há comprometimento geral, a não ser que o processo infeccioso esteja presente em outro órgão há tempos.

Dentre as infecções que ocorrem na coluna, a tuberculose é uma das mais freqüentes e mais graves pela destruição que causa no corpo vertebral. Usualmente, no início, as dores são de fraca intensidade e o paciente mantém sua atividade física, evoluindo posteriormente para colapso do corpo vertebral, com dor intensa e incapacidade funcional.

As infecções causadas pela bactéria chamada estafilococo são pouco freqüentes; entretanto, quando ocorrem, o quadro clínico é grave. Nesses casos, logo no início do processo, há febre alta, dores fortes e comprometimento do estado geral.

A evolução desses processos infecciosos depende do agente etiológico, do tempo de instalação do quadro, do diagnóstico e do tratamento, assim como da resposta ao tratamento clínico. Quando essa definição e o tratamento com antibióticos adequados são feitos precocemente, a evolução é favorável e o paciente volta à normalidade em pouco tempo.

Caso a definição diagnóstica e a aplicação do tratamento se façam tardiamente, a evolução pode ser desfavorável, as dores tornam-se intensas e podem ocorrer seqüelas graves, pois a infecção pode lesar de forma irreversível as estruturas da coluna. Infelizmente, em nosso meio, tal situação não é incomum, porque muitos pacientes recebem o tratamento correto tarde demais.

Doenças metabólicas

Das doenças osteometabólicas que atingem a coluna vertebral, a mais freqüente é a osteoporose, que leva a uma perda progressiva da massa óssea, principalmente em mulheres na fase do climatério, resultando em deformidades nas vértebras e dor decorrente de fraturas vertebrais.

Felizmente hoje há recursos disponíveis tanto para a prevenção quanto para o tratamento da osteoporose. Este se faz com o auxílio de medicamentos que impeçam a reabsorção óssea, ou que estimulem a formação de tecido ósseo. Qualquer que seja o recurso terapêutico para o tratamento da osteoporose, ele deve ser programado para longos períodos, nunca inferiores a dois anos.

Doenças neoplásicas

Ainda que raramente, tumores benignos ou malignos podem ocorrer na coluna. Os tumores primários, que na maior parte das vezes são benignos, originam-se na coluna, e os secundários, na maior parte das vezes malignos, originam-se em outros órgãos.

As queixas apresentadas pelos pacientes dependem da origem do tumor, de sua localização e das características histológicas. Predomina a dor (leve, moderada ou intensa), que ocorre diariamente com exacerbações de esforços e no período noturno. Pode ser localizada, num ponto ou segmento da coluna, ou irradiada para outros segmentos, da própria coluna, do tronco, dos membros superiores e inferiores. Associadas ao quadro doloroso, podem ocorrer parestesias (adormecimentos ou formigamentos, geralmente nos braços e pernas), perda de força, degeneração muscular e até perda de movimentos.

Sempre que se faz o diagnóstico de um tumor na coluna, deve-se definir sua origem através de um exame histológico, isto é, uma biópsia para o exame microscópico das células que o formam. A confirmação histológica é muito importante, pois orienta o tratamento a ser adotado e oferece ao médico a idéia de como será a evolução e o prognóstico do caso.

O tumor primário da coluna, mais comum em crianças e adolescentes, é o *osteoma osteóide*; que se origina de células ósseas do corpo vertebral. A maior característica deste tumor é a dor que ocorre no período noturno e que melhora com o uso de ácido acetilsalicílico. É de bom prognóstico e seu tratamento é cirúrgico.

Dentre os tumores primários malignos, o *mieloma múltiplo* é o mais comum. Acomete pessoas idosas e origina-se de um tipo de célula formadora de glóbulos brancos chamada mielócito. Cerca de 35% dos pacientes acometidos por mieloma múltiplo apresentam como primeiro sintoma dor na região lombar. No início é leve ou moderada, melhora com repouso e piora com a marcha e exercícios físicos.

Nos casos mais graves, é comum ocorrer fratura de um ou mais corpos vertebrais (usualmente associada à dor intensa). Pode haver comprometimento da medula ou dos nervos periféricos. Nestas condições as queixas dos pacientes são de parestesia (sensação de formigamento), perda de força e hipotrofia muscular.

O tratamento das doenças ósseas neoplásicas é tão mais eficiente quanto mais precocemente instituído. Envolve procedimentos de radioterapia, quimioterapia e eventualmente cirurgias erradicadoras do tumor.

Doenças funcionais (musculares e ligamentares)

Grupos musculares e ligamentos, quando palpados, podem apresentar aumento da sensibilidade dolorosa, principalmente em determinados pontos distribuídos pela musculatura – os *tender points*. Ainda não se conseguiu identificar qualquer processo inflamatório ou degenerativo diretamente relacionado a este tipo de dor.

Os pacientes com fibromialgia apresentam dores musculares generalizadas, de caráter crônico, associadas à tensão muscular e à hipersensibilidade da pele e do músculo. Em alguns casos, estão associadas a distúrbios do sono ou de personalidade e a estados depressivos.

Nos últimos anos tem-se dado grande importância à fibromialgia, visto que, além de ser doença das mais freqüentes, tem grande impacto socioeconômico. O desconforto e as dores levam à incapacidade funcional e elevam o absenteísmo das atividades profissionais. A concomitância de distúrbios emocionais e de lesões por esforços repetitivos agrava ainda mais o quadro clínico, e é comum os pacientes ficarem longos períodos afastados do trabalho. Alguns levantamentos epidemiológicos mostram que a fibromialgia corresponde a aproximadamente 20% da clínica dos médicos que tratam de doenças do aparelho locomotor, notadamente reumatologistas.

De conceituação ainda indefinida, as lesões por esforços repetitivos se constituem hoje num dos maiores problemas de saúde ocupacional no Brasil. Geralmente associam-se a traços peculiares de personalidade, que levam o paciente a trabalhar sob pressão, ultrapassando seus limites físicos.

Neste grupo de doenças, as lesões do ligamento íliolombar — situado entre a região lombar e a bacia (nas cadeiras) fazendo a ligação das últimas vértebras lombares aos ossos da bacia — é sede de distensões e rupturas freqüentes, o que causa fortes dores locais, associadas a dificuldades de movimentação. O quadro clínico clássico é do paciente que se levanta com dores e, ao flexionar a coluna para lavar o rosto, tem dificuldades para voltar à posição ereta.

Condições de postura

As curvas fisiológicas da coluna são chamadas de cifose e lordose. Dentro de determinados padrões são consideradas normais e importantes para a função da coluna, mas quando fogem desse padrão tornam-se patológicas.

A escoliose (sempre considerada patológica) pode ser definida como uma curvatura da coluna vertebral observada no plano frontal. O diagnóstico é simples: nota-se que nas costas, nas regiões dorsal e lombar, existe uma curva que pode ser simples ou em S. Existem inúmeras causas para as escolioses, de acordo com a presença ou ausência de alterações na anatomia dos elementos que formam a coluna (*fig. 2*).

A escoliose idiopática é a mais comum das escolioses, assim chamada por não ter causa conhecida. São classificadas em infantil, juvenil e do adolescente. Infantil, quando ocorre até os 3 anos de idade; juvenil, quando ocorre dos 3 aos 10 anos; e do adolescente, acima dos 10 anos.

Quando se realiza um diagnóstico de escoliose, é preciso definir o grau da curvatura da coluna vertebral. Nas escolioses até 25 graus, o paciente é mantido em observação e orientado para a execução de exercícios físicos especiais para correções de postura. O controle clínico é acompanhado de controles radiológicos, realizados a cada seis meses. Caso não ocorra progressão da curva (aumento de 5 graus no período), mantém-se o paciente em observação, sob a mesma conduta. Nas curvas de 25 a 50 graus, se o paciente estiver em crescimento, podem ser indicados coletes para correção das deformidades. Acima de 50 graus, a indicação é de correção cirúrgica.

Em relação às alterações da cifose dorsal, consideram-se patológico os quadros em que há acentuação para mais de 50 graus (*fig. 2*). Neste caso configura-se o diagnóstico de dorso curvo, e deve-se definir a causa da alteração. A conduta a ser tomada depende dessa etiologia, do grau da cifose e da idade do paciente.

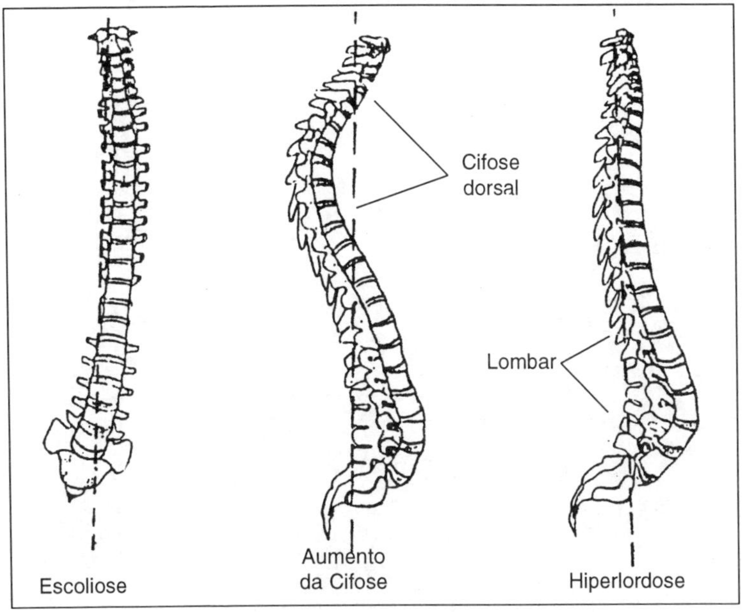

Figura 2: Alterações de postura da coluna

Nos casos leves (curvatura próxima a 50 graus), o paciente deve ser encaminhado para fisioterapia, para atividades esportivas e mantido em observação. Em geral, com o crescimento, há correção das deformidades. Os pais devem ser orientados no sentido de não insistirem com o filho na correção da postura sem que se inicie o tratamento adequado.

Acima de 50 graus, até 60, se o paciente estiver em crescimento, recomenda-se o uso de colete para a correção da postura. Acima de 60/70 graus, impõe-se a correção cirúrgica.

Geralmente as alterações das lordoses cervicais e lombares são de postura e o tratamento é fisioterápico, sobretudo baseado em programas especiais de cinesioterapia.

O mito:

Desvios de postura causam sempre dor de coluna.

A verdade

Os desvios de postura são freqüentes na população em geral, independentemente do tipo físico e da atividade do indivíduo. Usualmente esses desvios não provocam sintomas dolorosos nem prejudicam o desempenho das atividades físicas; apenas a metade das pessoas que tem desvios de postura na coluna sente dor. Estudos clínicos que relacionam dores e desvios de postura da coluna mostram que outros fatores seriam os responsáveis pelos processos dolorosos.

Estudo clínico realizado há alguns anos com cadetes da OTAN mostrou ser freqüente a presença de algum tipo de desvio da coluna. Na maioria dos casos, o problema não era conhecido pelos cadetes e não os levava a se queixar, assim como não impedia qualquer tipo de atividade física. Deve considerar-se que os cadetes eram muito ativos e que, portanto, o nível de solicitação de sua coluna era extremamente elevado.

Apresentados esses aspectos, fica a pergunta: Por que então o paciente com desvio de postura apresenta dor? Provavelmente há nesses pacientes associação com outra alteração ou doença da coluna vertebral, como distensão ou ruptura de um ligamento, capaz de causar inflamação e dor.

É necessário ficar claro que qualquer indivíduo que apresente desvio de postura deve procurar um médico para definir seu caso e receber a orientação apropriada, visto que o problema pode ser evolutivo e se agravar com o tempo.

Não raro, no atendimento médico a relação desvio de postura e dor é enfatizada ou mesmo inculcada no paciente por médicos ou profissionais ligados à área da saúde, mesmo que isso não corresponda à realidade. Este fato estigmatiza o paciente agravando o quadro clínico de tal maneira que, ao ouvir de outro profissional que a causa de sua dor não advém de seu desvio de postura, dificilmente acreditará.

O mito:

Se os pais têm dor de coluna,
os filhos também terão.

A verdade

Poucos casos de dor de coluna têm relação com hereditariedade. Situação que se observa com freqüência em consultórios é a correlação entre o quadro doloroso de filhos e pais. Quando filhos de pais portadores de dor de coluna também apresentam quadro doloroso (em qualquer dos segmentos da coluna), não significa que a causa da dor é hereditária. Embora haja doenças hereditárias que atacam a coluna, sua freqüência na população é pequena: em consultórios de ortopedistas ou reumatologistas se recebe um ou dois desses casos por mês.

Em crianças, cujos pais têm dor crônica de coluna, as queixas têm significado especial. Nessas ocasiões pode-se constatar que a queixa de dor de coluna é familiar, generalizada. É também nítida a correlação de distúrbios emocionais com o início ou a piora da dor. Estas crianças devem ser tratadas com muito cuidado, e os motivos prováveis das queixas devem ser pesquisados, definidos e apresentados aos pais.

O mito:

Desvio de postura de coluna é hereditário.

A verdade

Na maioria das vezes, os desvios de postura de coluna não são hereditários. Fato que se observa em consultórios é o sentimento de culpa dos pais cujo filho tem o mesmo desvio de postura de um deles. Este sentimento dos pais supervaloriza o quadro, e é comum a família passar a viver em clima de ansiedade.

Como vimos, existem três tipos de desvios de coluna: escoliose, acentuação da cifose e acentuação da lordose. A cifose e a lordose são curvas normais, passam a ser consideradas patológicas quando extrapolam o limite considerado padrão. A escoliose, por sua vez, sempre que está presente é considerada patológica; entretanto, na maioria dos casos tem boa evolução.

Dentre as escolioses, a mais comum é a escoliose idiopática do adolescente. Sem causa conhecida, acomete o adolescente e geralmente não é progressiva. Estudos recentes sugerem que as escolioses têm relação com anomalias neurológicas, anomalias de crescimento e doenças do tecido conjuntivo. Mais uma vez, nos casos em que filhos têm desvio de postura, o melhor procedimento que os pais devem adotar é procurar a avaliação de um especialista da área, para que o diagnóstico correto seja feito e, se necessário, estabelecido o melhor tratamento. Concomitantemente, os pais devem ser esclarecidos sobre o fato de não serem os responsáveis por aquele desvio, e que na maioria das vezes o prognóstico é favorável.

O mito:

Osteoporose causa dor de coluna.

A verdade

Poucas pessoas têm dor de coluna por causa da osteoporose. Estimuladas por falsos conceitos veiculados pelos meios de comunicação, às vezes pelos próprios médicos, as mulheres entre 40 e 50 anos acreditam que o tratamento da osteoporose (que na maioria das vezes não existe) pode resolver seus problemas, inclusive o de sua coluna.

A osteoporose causa dor num pequeno número de pessoas, geralmente em mulheres idosas que tiveram atividades físicas intensas durante a vida. O quadro doloroso que acompanha a osteoporose tem origem nas microfraturas do corpo vertebral que, ocasionalmente, podem levar a verdadeiros colapsos do mesmo. Usualmente as queixas apresentadas pelas pacientes são de dores difusas pelo corpo, não apenas na coluna, na maioria das vezes difíceis de serem definidas e de difícil diagnóstico diferencial com outras causas de dor existentes na mesma paciente (exemplo: osteoartrite e fibromialgia). Quando apresentam o colapso vertebral, a dor é aguda e intensa. Em geral, essas mulheres nunca receberam tratamento clínico após a menopausa e poucos cuidados tiveram com sua saúde nesta fase da vida.

O tratamento clínico da osteoporose e do quadro doloroso produz resultados altamente satisfatórios, mesmo em situações críticas como as de colapso vertebral. Ocorre melhora da dor, do quadro geral da paciente, com melhora da disposição, do apetite, da atividade física e até mesmo do estado psicológico.

Se uma mulher adulta, entre 35 e 50 anos de idade, apresentar um quadro de dor na coluna vertebral, é muito provável que a causa não seja a osteoporose. Cada caso deve ser pesquisado por um especialista.

Deve ficar claro que é muito importante a prevenção e o tratamento da osteoporose e que inúmeras complicações serão evitadas com eles, mas o problema não pode ser distorcido ou superdimensionado.

O mito:

Bico de papagaio *causa dor de coluna.*

A verdade

Poucas vezes o "bico de papagaio" é o responsável pela dor de coluna. A formação do "bico de papagaio", ou osteófito, é uma resposta do corpo vertebral às alterações que ocorrem na coluna, dentre elas as degenerações e os processos inflamatórios, que acometem os discos intervertebrais, os corpos vertebrais e os ligamentos longitudinais.

Comumente, o diagnóstico do "bico de papagaio" é relacionado à dor de coluna, o que não corresponde à realidade na maior parte das vezes. O osteófito, por si só, é incapaz de causar dor, a não ser quando se localiza posteriormente e comprime a raiz nervosa. Lembramos que, uma vez formado, o "bico de papagaio" não regride e passa a ser permanente na coluna; portanto, se fosse causa isolada de dor, a pessoa teria dores constantes de coluna, o que não ocorre.

O mito:

Um mau jeito pode tirar o nervo ou a coluna do lugar.

A verdade

Esforço ou mau jeito não tira o nervo ou a coluna do lugar. Para que um nervo da coluna se desloque, é necessário que lhe seja desferido um trauma violento; é muito provável que esse trauma cause antes uma fratura dos ossos da coluna. Nestas condições, a probabilidade de a medula ser comprometida é maior.

Portanto, sempre que um "especialista" palpar suas costas e diagnosticar que o nervo de sua coluna saiu do lugar, questione-o. Quando este "diagnóstico" é feito, na verdade foram palpadas pequenas e dolorosas hérnias de tecido gorduroso ou contraturas musculares. Os nervos da coluna não estão situados logo abaixo da pele, ficam protegidos pelos grupos musculares paravertebrais e ossos da coluna, portanto é impossível palpá-los sob a pele.

O mesmo ocorre com a coluna vertebral: esforço ou mau jeito não é capaz de tirá-la do lugar. Existem situações, conhecidas como listese ou escorregamento do corpo vertebral, em que uma ou mais vértebras se deslocam em relação a outras; isso decorre freqüentemente de anomalias congênitas de parte do corpo vertebral, raramente por complicações cirúrgicas ou traumáticas. Quando associadas a acidentes mais graves, como automobilísticos, o que ocorre é uma fratura que pode levar a uma luxação do corpo vertebral.

O mito:

Um massagista sempre consegue colocar o nervo no lugar.

A verdade

Como vimos anteriormente, não existe nervo fora do lugar. Geralmente as contraturas musculares e as hérnias gordurosas podem ser palpadas como nódulo doloroso e endurecido na parte muscular, ao lado da coluna. Esse "caroço" pode desaparecer após uma ou mais sessões de massagem, e a dor do paciente diminui sobremaneira, o que não significa que o nervo foi para o lugar certo.

É preciso tomar cuidado, pois diariamente somos assediados por notícias de mágicos, milagreiros e massagistas que tratam os problemas de coluna, ou outras doenças, conseguindo verdadeiros milagres, muitas dessas vezes, colocando "nervos no lugar". Não é curioso o fato de que alguns destes profissionais consigam tratar várias pessoas em apenas algumas horas, e que os massagistas com um mesmo tipo de massagem tratem várias formas de doenças da coluna, sem terem ao menos um diagnóstico definido, como se todos os problemas que atingem a coluna tivessem a mesma causa, a mesma origem? É preciso estar atento e não se deixar levar por promessas de soluções rápidas e pouco confiáveis.

O mito:

A dor lombar pode se iniciar logo após uma anestesia.

A verdade

Não há motivos que levem uma anestesia na região lombar a provocar qualquer seqüela local. Em vários procedimentos médicos, como nos partos, o uso de analgesia é freqüente. Pacientes afirmam que a lombalgia, que se repete de tempos em tempos, iniciou-se após uma anestesia. Acredita-se que a introdução da agulha e a injeção de anestésicos na região lombar sejam incapazes de causar lesões que levem a quadro doloroso.

Qual seria então a causa da dor? No caso das mulheres, além dos trabalhos domésticos, elas estão sujeitas a inúmeros fatores que causam lombalgia. Pensem no número de vezes que a mulher realiza um mesmo movimento para fazer, por exemplo, uma refeição. Multipliquem esse número por dias, semanas, meses ou anos. Dá para se compreender por que a maioria das mulheres que exercem o trabalho doméstico tem problemas de postura e dor de coluna. Estas doenças deveriam, inclusive, ser classificadas como doenças ocupacionais, desencadeadas por esforços ou movimentos repetitivos. Deve ser enfatizado que as atividades de limpar, passar e lavar são muito estressantes para a coluna e capazes de levar a quadros dolorosos intensos. É provável que a maioria dessas pacientes seja portadora das chamadas algias miofaciais que acometem a musculatura paravertebral, produzindo hipersensibilidade acentuada na região.

O mito:

Doenças de coluna não têm cura.

A verdade

Os episódios de dores de coluna podem reincidir no decorrer da vida. Entretanto, não se deve concluir precipitadamente que a dor nunca tem cura. Freqüentemente o que se observa é que um episódio de dor não tem relação com o seguinte. Em geral, um quadro doloroso acontece por associação de fatores. Dentre eles, a vida sedentária, os esforços e os trabalhos excessivos, a obesidade, as atividades esportivas não condizentes com a idade e a preparação física do indivíduo.

É comum que esses pacientes apresentem ainda problemas emocionais, como dificuldades no relacionamento com o cônjuge, com os pais, com os filhos e também no ambiente de trabalho, incluindo a insatisfação com o tipo de atividade desempenhada e a compensação salarial recebida. Vivendo em estado de tensão emocional muito grande, a musculatura da coluna torna-se suscetível a processos inflamatórios crônicos.

Por outro lado, é também comum que uma pessoa após um episódio de dor de coluna se esqueça da necessidade de mantê-la em boas condições. Controlada a crise dolorosa, o paciente se comporta como se nada tivesse acontecido, mas é importante que ele continue tendo cuidado para que sua coluna permaneça saudável. Esses cuidados são simples (alguns devem ser indicados por profissionais competentes); dentre eles destacam-se controle de peso, postura correta, caminhadas, repouso em local adequado e exercícios de alongamento, relaxamento e fortalecimento muscular.

O mito:

A espondilite sempre vem acompanhada de um quadro doloroso.

A verdade

Todo paciente que vai a um consultório médico gosta de ter um diagnóstico definido. Associando seus conhecimentos e mitos, chega até mesmo a oferecer de antemão para o médico o diagnóstico clínico acompanhado do prognóstico. É muito difícil convencer tais pacientes de que eles não têm espondilite e de que sua doença é perfeitamente curável.

Como vimos anteriormente, as espondilites são patologias que estão relacionadas a inflamações que se manifestam em segmentos da coluna ou na coluna toda, mas poucas pessoas têm dor de coluna por espondilite. O processo inflamatório situa-se principalmente nos ligamentos, nas articulações e em partes da musculatura da coluna. Algumas espondilites são hereditárias, com componente genético já determinado em sua origem. Incidem em parcela mínima dos pacientes que procuram atendimento médico por dores nas costas.

O mito:

Dormir em colchão duro (ou no chão) faz bem à coluna.

A verdade

Após uma crise de dor de coluna, é freqüente o paciente comentar que passou a dormir no chão ou em colchão duro. Algumas pessoas se sentem realmente bem assim, outras não. A postura dada pelas curvas fisiológicas presentes na coluna é que conta. Para uns, a rigidez da superfície de repouso pode produzir alterações nestas curvas, e isso leva a mais desconforto e dor do que conforto e alívio da dor.

Deve-se ter em mente que ao se deitar sobre uma superfície rígida impede-se que a coluna mantenha suas curvas anatômicas, condição que para algumas pessoas acentua ainda mais o processo de *stress* sobre a coluna, aumentando o quadro doloroso. Por outro lado, não é conveniente dormir ou repousar em colchão mole, em superfícies que não suportem adequadamente o peso do corpo, pois desta forma se acentuam as curvas fisiológicas da coluna, o que pode exacerbar o quadro doloroso.

O local de repouso é opção pessoal. Como regra geral, um colchão ou outra superfície de repouso deve ser firme, mas flexível, permitindo que o corpo se ajuste adequadamente a ela. Lembre-se de que "firme" não deve ser confundido com "duro".

Atualmente a própria indústria de colchões, sentindo as necessidades da população, projeta colchões com diferentes graus de rigidez. Ao se escolher um colchão, deve-se deitar sobre ele e não apenas palpá-lo com as mãos. É conveniente também conhecer suas características e para qual biótipo está indicado.

O mito:

Quem tem problema de coluna não pode trabalhar.

A verdade

A maioria dos pacientes que tem dor de coluna necessita de um período de descanso para se recuperar do quadro doloroso. Se as crises se repetem, logo o paciente começa a prever problemas e pressões em seu local de trabalho. A solução seria o paciente receber esclarecimentos e ser reorientado em relação ao modo de realizar seu trabalho; em último caso, deveria ser transferido para outra função.

Entre nós essa prática é pouco observada. Na maior parte das vezes o indivíduo tem que se adaptar ao trabalho, quando o correto é o oposto. Infelizmente poucas empresas seguem os preceitos da ergonomia e têm programações preventivas no próprio horário de trabalho (por exemplo, exercitar-se antes e depois do expediente), procedimentos comprovadamente positivos para a empresa e para o empregado.

O mito:

Obesidade agrava dores nas costas.

A verdade

A pessoa obesa e portadora de doença na coluna em geral tem dores mais freqüentes e mais intensas do que indivíduos com quadro semelhante mas com peso adequado. É provável que, por maior solicitação decorrente do excesso de carga, o desgaste do corpo vertebral e do disco que se localiza entre as duas vértebras se acentue, o que potencialmente piora o quadro clínico. Se esta situação estiver associada a um processo inflamatório, é provável que ele também se intensifique e exacerbe ainda mais o quadro doloroso.

A vida sedentária, a falta de prática de exercícios, a maneira de desempenhar as atividades profissionais acabam agravando essa situação. Os grandes exemplos desses casos são as donas de casa, responsáveis por atividades domésticas rotineiras e estafantes, e os indivíduos que trabalham sentados a maior parte do tempo.

O mito:

Os problemas de coluna surgem depois da gravidez.

A verdade

A gravidez não causa doenças na coluna. Durante o período de gravidez, todo o corpo da mulher sofre transformações, inclusive a coluna. Essas transformações têm como objetivo adaptar o seu corpo para que ela carregue o feto, e prepará-la para o trabalho de parto. O centro de gravidade do corpo da mulher muda em razão do crescimento do feto, o que leva a um aumento da lordose lombar e da cifose dorsal, além da inclinação da bacia.

Com a evolução da gravidez, a mulher tende a andar com os membros inferiores mais abertos para manter o equilíbrio. Paralelamente, outras mudanças acontecem na bacia, preparando-a para o parto normal. Terminado o período de gravidez, a postura da mulher volta ao estado anterior. Portanto, sempre que uma mulher apresentar dor de coluna depois da gravidez, deve-se procurar a causa do sintoma e nunca responsabilizar a gravidez por isso. Deve-se fazer uma ressalva nos casos de multíparas que não se cuidam.

O mito:

O adolescente que cresce muito tem problemas de coluna.

A verdade

O crescimento não é responsável por doenças de coluna. Eventualmente, um adolescente tem altura acima da média e apresenta desvio de postura, costuma-se então pensar que a causa da deformidade é a rapidez e a intensidade de seu crescimento. Quando um desvio de postura ou uma deformidade ocorre na coluna de um adolescente é sinal de que alguma patologia se estabeleceu.

Em poucas situações o crescimento exagerado pode aumentar uma deformidade. Isso ocorre, por exemplo, nos adolescentes com cifose dorsal e que têm postura incorreta (que acentua ainda mais a cifose). Esta postura inadequada, por sua vez, também é multifatorial, tem várias causas que devem sempre ser pesquisadas e adequadamente tratadas; deve-se inclusive cuidar dos aspectos psicológicos que podem estar ligados a ela.

O mito:

Exercícios físicos sempre fazem bem à coluna.

A verdade

Nos consultórios em que se tratam doenças do aparelho locomotor é raro encontrar atletas (amadores ou profissionais) procurando atendimento médico por dor de coluna; o mesmo acontece com indivíduos que associam exercícios a atividades esportivas constantes. Usualmente os pacientes com queixas de dor de coluna têm vida sedentária ou estão mal adaptados às suas atividades profissionais. Em contrapartida, os que mantêm atividade física direcionada apresentam sempre melhora dos quadros dolorosos e permanecem assintomáticos por longo período.

A indicação de exercícios para a coluna deve seguir critérios específicos para cada paciente, para cada patologia. *É necessário deixar claro que os exercícios para a coluna não podem ser confundidos com qualquer tipo de exercício.* É preciso ter cuidado, pois é comum pensar-se que a musculação trata adequadamente o processo doloroso, e isso não é verdade. Os exercícios devem ser indicados por fisioterapeutas e médicos que conheçam anatomia e as patologias que acometem a coluna. Deve-se evitar que a musculatura da coluna seja sobrecarregada com exercícios que possam acarretar contraturas, distensões e inflamações responsáveis por quadros dolorosos.

O mito:

A hérnia de disco só é curada com cirurgia.

A verdade

O diagnóstico de hérnia de disco estimula, com freqüência, fantasias em boa parte dos pacientes e, por que não dizer, de alguns médicos. É comum temerem que a dor não desapareça e que o paciente seja portador permanente de quadro doloroso. Em algumas ocasiões, esses temores são levados aos pacientes pelo próprio médico, que pretende supervalorizar seu trabalho ou indicar cirurgia. Por vezes o médico diz ao paciente que seu caso de hérnia é complicado e que se não se submeter à cirurgia correrá o risco de sofrer dores constantes e de ficar sem andar, o que na maioria das vezes não é verdade.

Sempre que se faz um diagnóstico de hérnia de disco o primeiro tratamento é conservador, com repouso, analgésicos, antiinflamatórios e fisioterapia; excepcionalmente a cirurgia é indicada. O tratamento conservador costuma aliviar a dor nas fases iniciais e, a médio prazo, pode levar à remissão do quadro de hérnia de disco. Só a minoria dos pacientes com hérnia de disco é encaminhada à cirurgia, isso quando o tratamento conservador não está resolvendo; em muitas ocasiões é o próprio paciente que opta pelo tratamento cirúrgico.

O mito:

Pessoas com pés chatos têm problemas na coluna.

A verdade

Não tem fundamento a relação entre pés chatos e dor ou desvio de coluna. Deve-se esclarecer que a maioria dos pés chatos, chamados de pés planos, é variação do normal. Alguns poucos casos são patológicos, e mesmo estes não acarretam problemas, dores ou desvios de coluna. Reiteramos a importância da investigação criteriosa das causas da dor de coluna.

O mito:

Cirurgia de hérnia de disco sempre traz complicações.

A verdade

Como foi dito anteriormente, a maioria dos pacientes com hérnia de disco responde bem ao tratamento conservador e não necessita de cirurgia. Mas também é verdade que pacientes que se submetem ao procedimento cirúrgico também obtêm bons resultados: a evolução na maior parte dos casos é favorável e as complicações raramente ocorrem e são passíveis de correção.

As cirurgias de hérnia de disco apresentam bons resultados em mais de 80% dos casos; no entanto, é comum o paciente ter receio do tratamento cirúrgico, pois pensa na possibilidade de complicações graves, como ficar paralítico ou com defeito físico, e permanecer sentindo dores constantes, mas isso ocorre raramente.

O mito:

Cirurgias espirituais podem curar doenças de coluna.

A verdade

Não há evidências de que as cirurgias espirituais curem doenças de coluna, tampouco há comprovação ou documentação científica sobre a eficácia destas cirurgias. Infelizmente os casos mais graves sempre incitam a busca de mais uma alternativa, outra fonte de esperança. A busca pela cura percorre sempre caminhos de procedimentos alternativos, mas é preciso estar atento!

O mito:

Quem trabalha com computador sempre tem dor de coluna.

A verdade

O computador, ao mesmo tempo que passou a ser uma ferramenta de trabalho indispensável nos dias atuais, tem sido considerado por muitos um vilão, capaz de provocar uma série de doenças profissionais.

Em primeiro lugar, deve ficar claro que são raros os casos de doenças profissionais comprovadamente causadas pelo trabalho com computadores, sem que outros fatores causais não estejam presentes. Pacientes com distúrbios emocionais, por exemplo, mantêm postura inadequada no trabalho e o fazem sem obedecer às normas de medicina e segurança do trabalho.

Infelizmente em muitas ocasiões os pacientes são obrigados por seus patrões a cumprir jornada de trabalho acima daquela estabelecida por lei; em outras situações, são as necessidades pessoais dos funcionários que os obrigam a manter um regime de trabalho inadequado. Enfim, o computador não é o responsável pela dor de coluna, mas se for usado de forma inadequada pode trazer complicações aos usuários.

O mito:

Ar condicionado e vento encanado
provocam dor nas costas.

A verdade

Comumente os pacientes justificam a origem de seus problemas relacionando-os a algum acontecimento. Com a dor de coluna a situação se repete. Para muitos pacientes, o ar condicionado e o vento encanado ou o "golpe de ar" causam dor de coluna, principalmente na região cervical. Eles acreditam que o ar condicionado provoca alterações na musculatura paravertebral, o que levaria ao quadro doloroso, ou seja, a uma contratura. Afirmamos que não se explica a presença da contratura pela exposição ao ar refrigerado. Devemos lembrar que o frio, em várias situações, é aplicado como tratamento de problemas musculares, inclusive nos de coluna, portanto tem efeito benéfico sobre o músculo contraído e inflamado. O mais provável é que a contratura muscular se relacione à postura inadequada e ao desempenho de atividades de forma incorreta.

O mito:

Cartilagem de tubarão cura as doenças de coluna.

A verdade

Não há nenhuma comprovação científica de que cartilagem de tubarão faça bem à coluna ou cure qualquer outra doença. Hoje a cartilagem de tubarão está em voga, ontem foi o chá de ipê-roxo curando o câncer, amanhã... É preciso estar atento porque as crendices costumam ocupar muito espaço na vida das pessoas, especialmente em se tratando de saúde.

O mito:

A natação cura desvios de coluna.

A verdade

Embora seja uma das melhores práticas esportivas (estimula todo o organismo e suas principais funções), a natação não é capaz de corrigir os desvios de postura. É muito provável que um paciente passe a se sentir melhor com a natação, mas este fato decorre de uma melhora de seu estado físico geral e da musculatura da coluna e não porque tenha ocorrido melhora no desvio de coluna.

O mito:

Somente pessoas idosas têm problemas na coluna.

A verdade

Qualquer pessoa pode ter problemas de coluna, independentemente da idade. Embora a pessoa idosa apresente algumas características que desencadeiam com mais freqüência problemas na coluna vertebral, não significa que todo idoso passará por isso. O importante é que todos – jovens, adultos e idosos – tomem os cuidados necessários com a coluna, assunto de que trataremos adiante.

O mito:

Problemas de coluna podem causar dificuldades para uma vida normal.

A verdade

O receio de limitações físicas é freqüentemente insinuado por pacientes que apresentam quadros dolorosos repetitivos na coluna vertebral. Os quadros incapacitantes estão relacionados a traumas graves, como acidentes automobilísticos, acidentes com arma de fogo etc. Raramente doenças que acometem os discos intervertebrais, as vértebras e os músculos causam incapacidade física ou impedem que se tenha vida normal.

CUIDADOS COM A COLUNA

Como vimos, a coluna vertebral é acometida por várias doenças que causam dor, deformidade e desconforto. Não é nosso objetivo apresentar aqui, tratamentos para todos os problemas. Pretendemos indicar uma série de medidas que possam ajudar as pessoas a lidar melhor com as enfermidades. Faremos breves comentários sobre as alternativas à medicina convencional que oferecem resultados positivos quando bem indicadas; finalmente, apresentaremos sucintamente a forma mais tradicional de se tratar os quadros dolorosos de coluna.

A primeira medida que reputamos de extrema importância em relação aos problemas de coluna é não se deixar enganar por diagnósticos de profissionais mal habilitados; do mesmo modo, não deixar que mitos influenciem de maneira negativa o procedimento a ser tomado diante de qualquer problema de coluna.

A busca de um tratamento, mesmo em casos mais graves, deve ser consciente e estar baseada no bom senso. É preciso acreditar que os sintomas dos problemas de coluna são reversíveis, e que, com os cuidados de um profissional sério e competente, a cura é certa.

Paralelamente, a pessoa deve manter uma vida saudável que contribua para a saúde da coluna. Nesse sentido, alimentar-se corretamente, evitar excesso de peso, praticar exercícios compatíveis com seu tipo físico, peso e idade é fundamental.

É claro que não podemos deixar de lado a questão emocional. É muito importante que a pessoa encontre seu ponto de equilíbrio emocional para que seus problemas físicos sejam bem encaminhados.

Repouso

É uma das medidas que mais auxiliam no tratamento da dor de coluna vertebral, notadamente nas fases agudas. O repouso sempre deve ser feito em local confortável, em superfície macia, mas firme. No início o repouso deve ser absoluto (deve-se ficar na cama o dia todo) e, dependendo da etiologia da doença e da causa das dores, depois de dias, deve ser intercalado com curtas caminhadas. As posições mais adequadas para o repouso são mostradas nos esquemas da figura 3.

Estado emocional

O equilíbrio emocional ajuda a enfrentar o sofrimento causado pela dor de coluna. Sabemos que a região do pescoço (coluna cervical) é a mais exposta às influências do estado emocional nos problemas de coluna. Em algumas ocasiões a dor pode ser desencadeada pelo espasmo

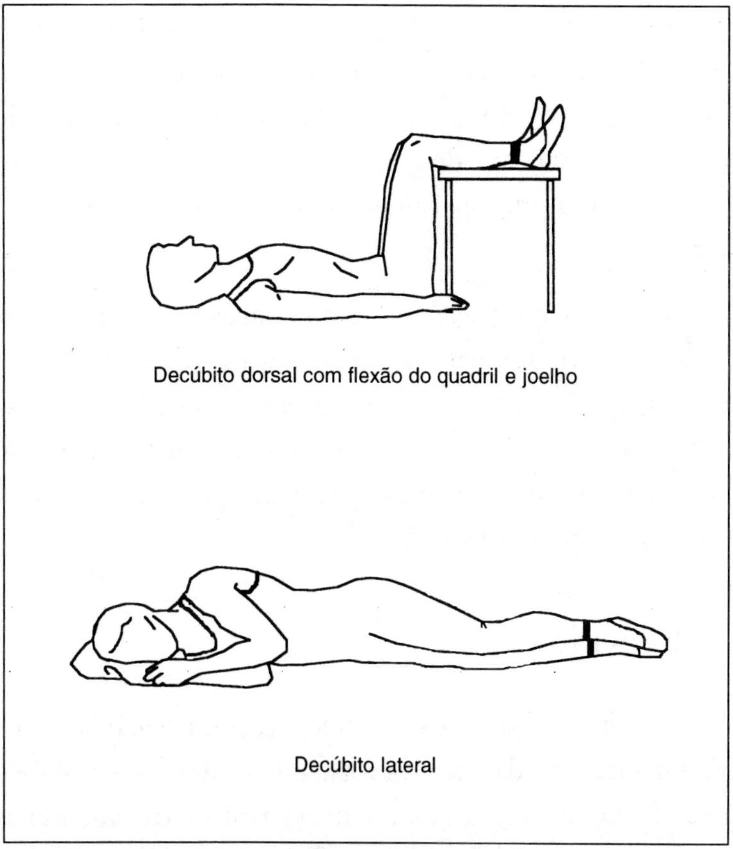

Figura 3: Posições de repouso

muscular localizado, que se associa a situações de *stress* emocional ou angústia persistente.Um estado emocional saudável dá suporte para se superar qualquer problema.

Excesso de peso

O controle do peso é benéfico para todo o organismo, influi na taxa de gordura do sangue, no nível da pressão, no funcionamento do coração e também na manutenção de uma coluna vertebral saudável. O excesso de peso agrava ainda mais o quadro dos portadores de dor de coluna, em decorrência da sobrecarga atuante em estruturas que já apresentam alguma forma de alteração.

Nos indivíduos que não têm doenças de coluna, o excesso de peso aumenta a predisposição a degenerações e rupturas dos corpos intervertebrais, ligamentos e músculos. Portanto, para se ter uma coluna sem problemas, é recomendável manter o peso adequado (leia também *Obesidade*, da mesma Coleção).

Exercícios físicos

O estímulo físico dos músculos da coluna auxilia muito na manutenção da sua boa forma. Os diferentes tipos de exercícios são simples e podem ser realizados individualmente ou em grupo, no domicílio ou em clubes. Dentre eles, destacam-se: caminhadas, natação e exercícios específicos para os músculos paravertebrais.

Quando se opta por exercícios específicos, eles devem ser orientados por fisioterapeutas. São exercícios que, de forma geral, promovem o alongamento e o fortalecimento dos músculos da coluna e dos membros inferiores, principalmente os situados na parte posterior das coxas. Na figura 4 estão os esquemas dos exercícios mais utilizados para a coluna cervical.

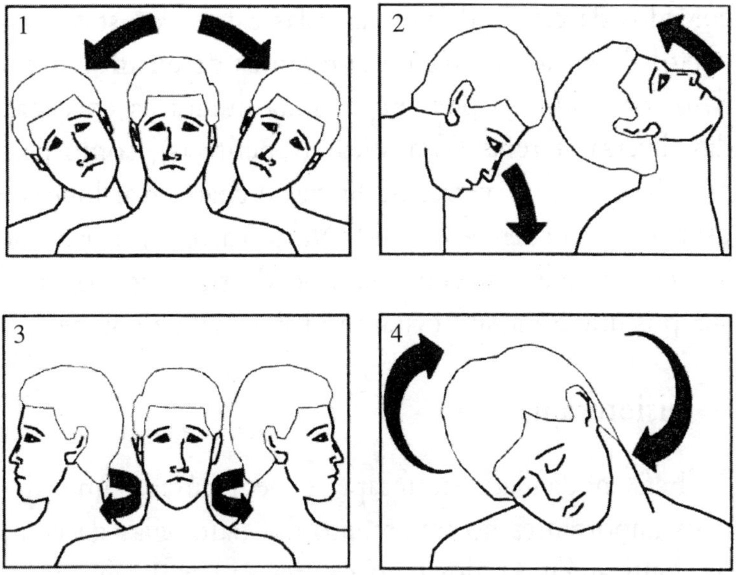

Figura 4: Exercícios para a coluna cervical

Pegar e levantar peso

Dentre as causas mais comuns de desencadeamento de dor de coluna, pegar e levantar peso do chão, abaixando-se e flexionando a coluna, é uma das maneiras mais arriscadas de se agir. Sempre que um objeto for apanhado do chão, nunca se deve flexionar a coluna e sim os joelhos, como mostra o esquema da figura 5. Esse hábito com certeza impedirá muitos aborrecimentos.

Afazeres domésticos

Grande parte dos pacientes que se queixam de dor de coluna é de mulheres cujos afazeres se voltam aos cuidados da casa e da família. Elas estão expostas a aspectos desencadeadores ou agravantes de quadros dolorosos da coluna: a postura mantida durante a execução das diversas tarefas domésticas (repetitivas), como passar e lavar roupas, varrer ou limpar o chão, lavar louças é usualmente incorreta (*fig.* 6). Nesse caso, é preciso que as pessoas que realizam esse tipo de trabalho corrijam sua postura. Só assim evitarão problemas de coluna.

Fisioterapia

Esta modalidade de terapia é, sem dúvida, uma das mais importantes no tratamento das patologias da coluna. Praticamente todos os pacientes se beneficiam da fisioterapia, seja com ou sem aparelhos que buscam analgesia e relaxamento muscular. A cinesioterapia (terapia com exercícios) é uma das formas mais eficazes de se tratar problemas musculares da coluna: corrige encurtamentos, fortalece músculos e previne deformidades.

A fisioterapia deve ser orientada por profissional da área, e o ideal é que este faça parte de grupo multidisciplinar (ortopedistas, reumatologistas, neurologistas, fisiatras, fisioterapeutas, terapeutas ocupacionais e psicólogos).

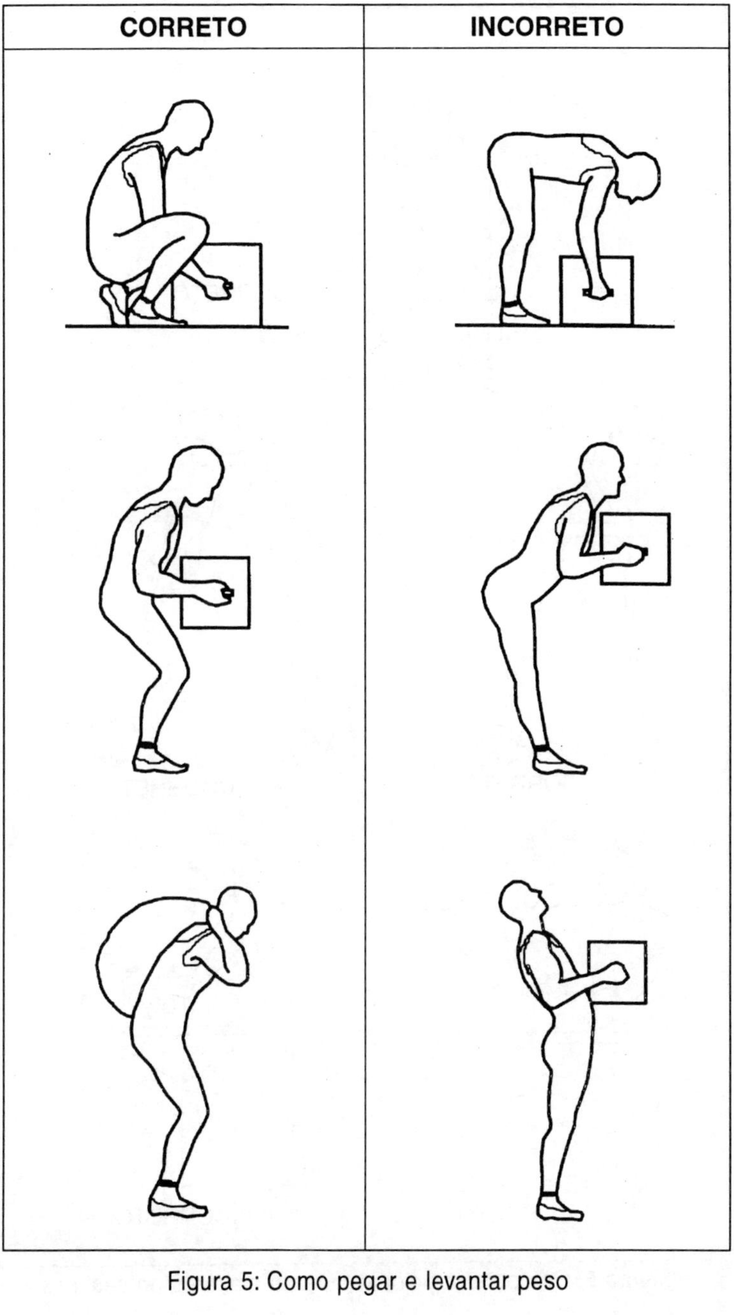

Figura 5: Como pegar e levantar peso

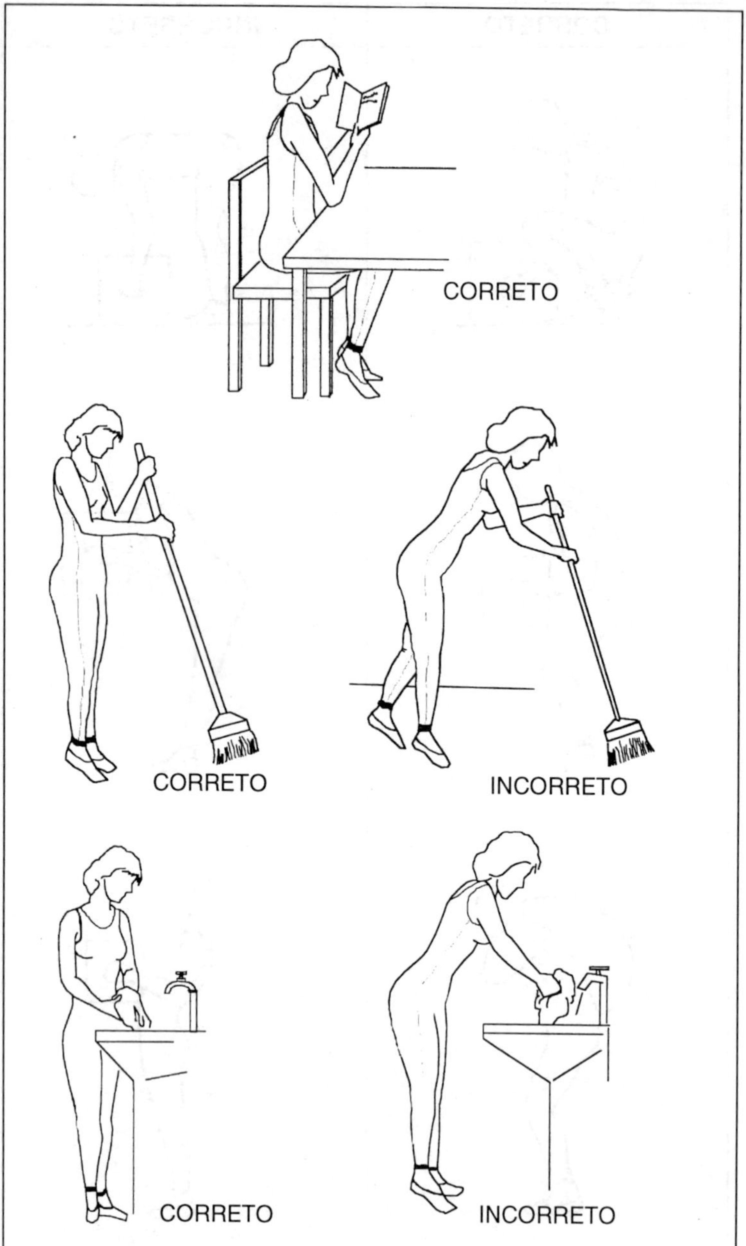

Figura 6: Como se posicionar durante afazeres domésticos

Postura

Os cuidados com a postura são fundamentais, especialmente nos pacientes em fase de crescimento, nas patologias de cunho profissional e em algumas atividades de lazer.

1. A postura inadequada pode agravar o problema dos adolescentes que apresentam desvios de coluna; por isso, devem ser orientados corretamente em relação à sua postura.

2. Nas patologias de cunho profissional, a postura tem influência decisiva na evolução clínica. Neste caso enquadram-se operários, técnicos, secretárias, executivos, profissionais liberais e, como mencionamos anteriormente, donas de casa que permanecem a maior parte do tempo realizando suas atividades em posições viciosas para a coluna. Da mesma forma, técnicos em computação, desenhistas e tantos outros que permanecem sentados enquanto desempenham suas atividades adquirem com freqüência vícios de postura.

3. Também podemos incluir aqui posturas em atividades de lazer, que possam ser prejudiciais à coluna, como, por exemplo, assistir televisão em posição incorreta, dirigir veículo com o encosto do banco muito rebaixado. Em resumo: a postura correta é fator essencial para uma coluna saudável.

A figura 7 ilustra as posturas corretas e as incorretas em algumas atividades.

Acupuntura

Esta forma de medicina alternativa vem sendo cada dia mais valorizada e difundida em nosso meio. Quando realizada com competência, oferece resultados paliativos e analgésicos satisfatórios para a dor de coluna. Como em qualquer procedimento, tem limitações: não deve ser encarada como solução para todos os males de coluna, mas é uma alternativa para a analgesia transitória dos processos dolorosos, em especial quando os pacientes não respondem favoravelmente aos medicamentos.

Homeopatia

Quando o quadro emocional se apresenta como forte componente associado à dor de coluna, a homeopatia pode ser utilizada. No entanto deve ser evitada nos casos em que há qualquer alteração física ou anatômica, e que possam evoluir para incapacidade funcional ou que estejam associadas a doenças de prognóstico restrito. Da mesma forma, situações críticas (de instalação aguda), em que as dores têm forte intensidade, não devem receber este tipo de orientação.

Tratamento da dor lombar

O tratamento da dor lombar deve se iniciar com medidas gerais, como repouso absoluto na fase aguda, durando de duas a quatro semanas, e medicamentos anti-inflamatórios e analgésicos. O repouso pode ser relativo, sendo esta condição indicada principalmente na fase

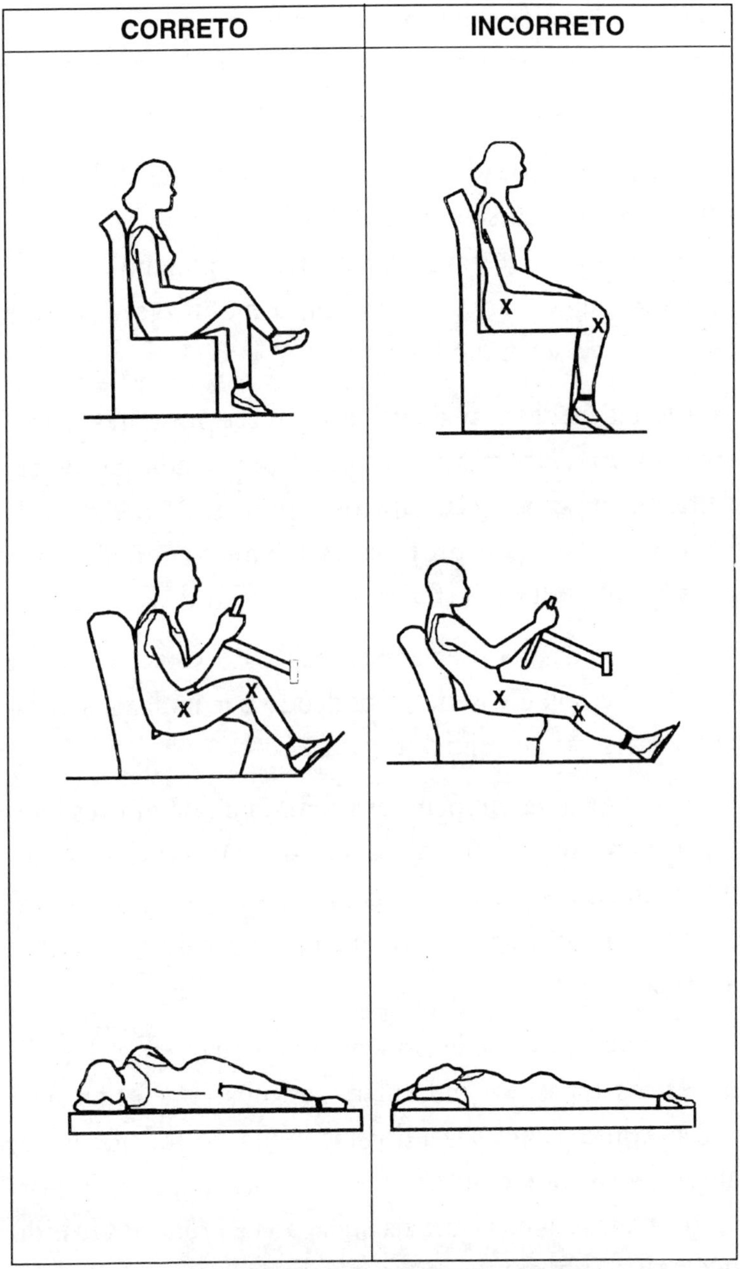

Figura 7: Posturas corretas e incorretas

subaguda, quando os medicamentos são retirados ou as doses diminuídas. Caso a dor evolua para cronicidade, deve-se manter repouso diário de uma a duas horas.

Além do repouso é importante a fisioterapia. Na fase aguda recomenda-se apenas calor local para aliviar o espasmo muscular e favorecer as trocas metabólicas. Na fase subaguda e na fase crônica, a mobilização ativa e passiva deve ser indicada.

Outras medidas auxiliares podem ser prescritas, como colchão firme, travesseiro adequado, tipo indicado de cadeira, postura, bengala, sapatos especiais. A mudança de hábitos de lazer ou profissionais é muito difícil, ainda mais quando eles interferem na evolução da dor.

O alívio das tensões emocionais e do *stress* em quase todos os casos é essencial, podendo ser indicados tranqüilizantes ou ansiolíticos.

É importante também levar em conta os fatores causais e agravantes (trauma e doenças tóxicas, metabólicas, inflamatórias, infecciosas, neoplásicas e psicossomáticas) e tentar identificar o acometimento músculo-ligamentar, articular e nervoso.

O tratamento medicamentoso visa suavizar a dor, diminuir os espasmos musculares, combater a inflamação e suas conseqüências – a dor e a limitação funcional. Os antiinflamatórios que não contêm cortisona são importantes na fase aguda e até na subaguda e crônica. Quando necessário, podem se associar a analgésicos e miorrelaxantes. Os antiinflamatórios à base de cortisona somente são utilizados nos casos agudos que não cedem aos medicamentos normalmente ministrados.

No tratamento das dores que acometem a coluna é muito importante o ponto de vista do médico, que deve ser capaz de avaliar cada paciente individualmente. Afinal, a dor de coluna pode apresentar várias causas, desde as mais corriqueiras, como traumas e entorses, até as mais graves, como doenças degenerativas e tumorais.

Atualize sua biblioteca!

O stress está dentro de você
Marilda Lipp (org.)
200 páginas

Saúde da mulher
José Aristodemo Pinotti
136 páginas

*conhecer & enfrentar**

Pedra nos rins
Wroclawski, Marinelli e Borrelli

Cirurgias plásticas**
Paulo Keiki Matsudo

Dor de cabeça
Getúlio Daré Rabello

Nutrição
Coma bem e viva melhor
Júlio Tirapegui

O stress
Marilda N. Lipp e Lucia E. Novaes

O pânico
Dorgival Caetano

Obesidade
Alfredo Halpern

Drogas – maconha, cocaína e crack***
Laranjeira, Jungermann e Dunn

O alcoolismo
Ronaldo Laranjeira e Ilana Pinsky

Câncer
Juvenal Antunes de Oliveira e Sérgio Luiz Faria

A coluna
João B. de Miranda e João F. Marques Neto

Diabetes
Luiz Roberto Salgado

O envelhecimento**
Luiz Eugênio Garcez Leme

Gastrite e úlcera
Frederico Magalhães

Gravidez
José Antonio Marques e Maria de Fátima Duarte

Impotência sexual
Sidney Glina

Incontinência urinária
Paulo Palma e Viviane Herrmann

Infertilidade
Silvana Chedid

A menopausa
Hérbene Tolosa

Métodos anticoncepcionais
Carlos Alberto Petta e Anibal Faúndes

Olhos
Newton Kara José e Regina Carvalho Oliveira

Ouvidos, nariz e garganta
Débora Shiotsuki Palma

Problemas da criança
Jayme Murahovschi

Problemas da pele
Denise Steiner

A próstata
Paulo Palma e Nelson Rodrigues Netto Jr.

* A maioria dos títulos desta coleção tem 64 páginas. As exceções estão assinaladas.
** 72 páginas
*** 68 páginas

Procure os livros da **EDITORA CONTEXTO**
na livraria de sua preferência; caso não encontre,
peça diretamente à Editora Contexto:
Rua Acopiara, 199 - Alto da Lapa
São Paulo - CEP: 05083-110
Tel./fax: (11) 3832-5838
contexto@editoracontexto.com.br

visite nosso site: www.editoracontexto.com.br